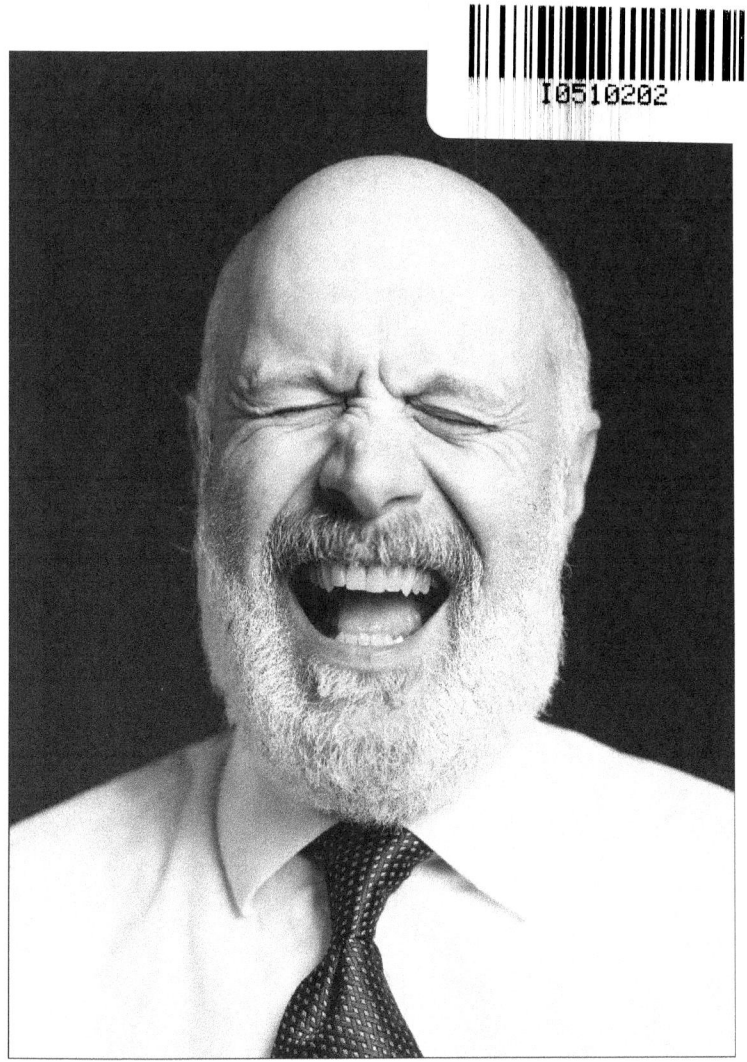

Seniorenbeschäftigung

Mitmachgeschichten zum Mitklatschen

Seniorenbeschäftigung

powered by Denis Geier

AktivierungsCoach.de präsentiert:

Klatschgeschichten

Mitmachgeschichten zum Mitklatschen

1.Auflage
Vollständige Taschenbuchausgabe

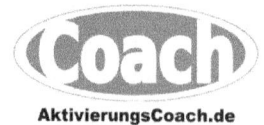

Sie finden uns im Internet unter:
www.AktivierungsCoach.de

In diesem Heft finden Sie als Seniorenbetreuer/-in neun leichtverständliche seniorengerechte Geschichten, die Ihre Senioren zum Mitmachen, in diesem Fall Mitklatschen, anregen sollen. Die Aufgabenstellung ist wie 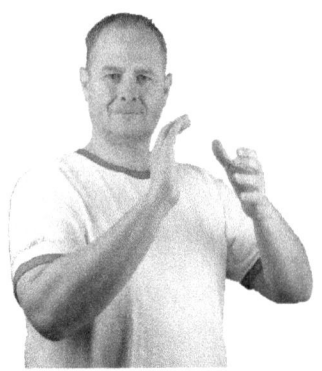 immer sehr einfach und sollte von daher von der Mehrheit Ihrer Teilnehmer sehr schnell verstanden werden. Natürlich müssen Sie auch diesmal wieder vor dem Vorlesen Ihre Senioren darüber informieren, welche Aufgabenstellung diese heute erwartet. Am besten natürlich mit Ihren eigenen Worten.

In jeder Geschichte gibt es ein bestimmtes Wort, das besonders häufig vorkommt. Für die Zuhörer dient dieses Wort als Signalwort, auf das sie selbständig mit Klatschen reagieren sollen. Es geht also um das Zuhören und das Wiedererkennen des vorgegebenen Schlüsselwortes. Wird das Signalwort nicht beim Vorlesen erkannt, machen Sie eine kurze Pause und wiederholen den letzten Satz noch einmal.

Viel Vergnügen nun mit diesen kleinen Mitmachgeschichten zum Mitklatschen.

Tipp:
Für geistig fitte Personen können Sie die Aufgabenstellung noch etwas schwerer gestalten. Zum Beispiel indem die Zuhörer auch noch mitzählen sollen, wie oft das gesuchte Signalwort in der Geschichte vorgekommen ist. Schon ist die Aufgabe etwas schwerer. ;-)

In jeder Geschichte gibt es ein bestimmtes Wort, das besonders häufig vorkommt. In dieser Geschichte ist es das Wort „Papierdrache"

Der zaubernde Papierdrache

Seit einem halben Jahr wohnt Rudi im Seniorenheim „Lindenstraße". Jetzt ist es Herbst, und das ist die beste Zeit, um Drachen steigen zu lassen. Ein selbst gebauter großer **Papierdrache** ist eine Augenweide. Man braucht schon Ahnung, wie das geht! Aber die hat Rudi. Denn er hat schon immer alles hingekriegt, wenn es ums Bauen oder Reparieren geht. Viele Jahre war Rudi Hausmeister an der Grundschule im Ort. Und dort hat das angefangen mit den **Papierdrachen**. Im November hatten die Kinder am Buß- und Bettag keine Schule. Aber es gab ein paar Mädchen und Buben aus dem Viertel, bei denen beide Eltern immer gearbeitet haben. Für diese Kinder war die Schule ein zweites Zuhause. Die Kinder spielten auf dem Schulhof auch außerhalb der Schulzeit. Rudi ließ sie sogar auf die Fußballwiese, auch wenn das offiziell nicht erlaubt war. Und als sie am Buß- und Bettag einfach in die Schule kamen, hat er irgendwann angefangen, mit den

Kindern einen richtig großen **Papier-drachen** 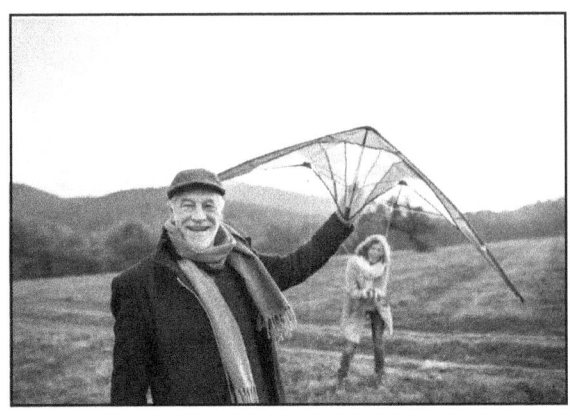 zu bauen. Wenn der fertig war, sind sie auf die Gemeindewiese gelaufen und haben ihn steigen lassen. Am Buß- und Bettag ist seither in der Grundschule „**Papierdrachen**tag".

Nun ist Rudi im Ruhestand, und trotzdem will er heute einen **Papierdrachen** bauen. Nicht so einen ganz großen. Vor allem einen, der bis zum vierten Stock des Seniorenheims steigen kann. Rudi wird ihn auf der Westseite des Gebäudes in den Himmel schicken. Denn dort wohnt seit ein paar Wochen Martha. Rudi war nie verheiratet. Er hat einfach keine Frau getroffen, in die er sich verliebt hat. Und eine Familie hat er nicht vermisst; er hatte ja die Schule. Als er Martha zum ersten Mal im Café Linde gesehen hat, hat sein Herz plötzlich sehr viel schneller geschlagen. Seither grüßen sie sich immer. Ab und zu reden sie miteinander. Aber ein Lächeln hat Rudi noch nie auf Marthas schönem Gesicht gesehen. Der **Papierdrache** soll das schaffen. Der **Papierdrache** soll vor Marthas Zimmerfenster tanzen und ihr Gesicht strahlen lassen. Das hat Rudi vor!

Für den **Papierdrachen** hat er also das gesamte Material besorgt. An die obere Spitze der blauen Raute klebt er gelbe Papierstreifen als Haare. An der rechten und linken Ecke werden rote Schleifen baumeln. Und das Gesicht des **Papierdrachen** wird richtig lustig. Mit großen Kulleraugen, einem roten, lachenden Mund, roten Bäckchen und einer großen, weißen Nase bemalt Rudi den **Papierdrachen**. Und zum Schluss kommen seidige Flatterbänder an die untere Spitze. Die wehen und tanzen mit dem **Papierdrachen** zu Marthas Fenster. Rudi weiß, dass Martha nachmittags oft am Fenster sitzt. Er arbeitet sorgfältig und exakt und schnell. Holzkreuz und Schnur sind angebracht. Auf geht's! Und schon steht Rudi unten am Gebäude vor Marthas Fenster. Er weiß, dass sie dort sitzt. Der Wind steht gut. Rudi kennt sich aus. Schnell steigt der **Papierdrache** auf. Genau vor Marthas Zimmer im vierten Stock zähmt er den Drachen. Martha öffnet das Fenster, schaut direkt in das lachende Gesicht des **Papierdrachen**, dann zu Rudi herunter. So ein schönes Lächeln hat Rudi noch nie gesehen.

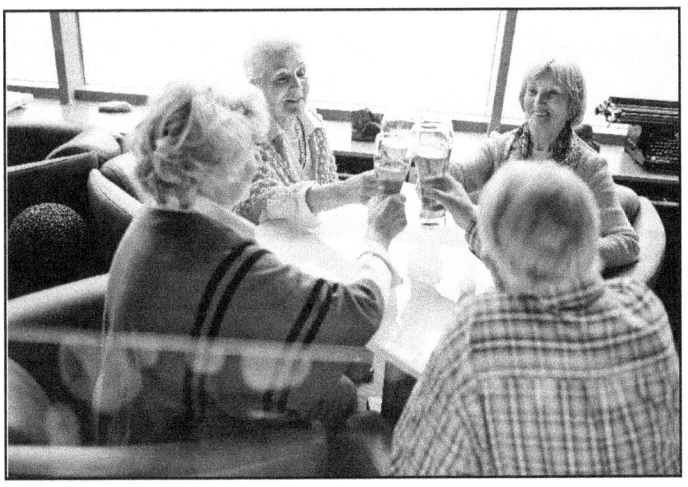

In jeder Geschichte gibt es ein bestimmtes Wort, das besonders häufig vorkommt. In dieser Geschichte ist es das Wort „Blume"

Die Bierschaum-Blume

Es ist Mai. Helmut Möller, ein pensionierter Biologielehrer, sitzt am Frühstückstisch auf seiner Terrasse. Um ihn herum ist Sonne und

Wärme, Vogelgezwitscher und Bienenge-
brumme. Auf dem Tisch steht – wie an jedem
Frühlingsmorgen - eine Glasvase mit einer
einzelnen frischgepflückten **Blume**. Diesmal ist
es eine blaue Tulpe. Helmut ist verliebt. Seine
Angebetete heißt Johanna. Verliebt ist Helmut
in seine Johanna seit 50 Jahren. Johanna sitzt
Helmut gegenüber und isst ihr zweites
Mohnbrötchen mit Honig.

„Johanna, du **Blume** meines Lebens, was
machen wir beiden Schönen denn heute an

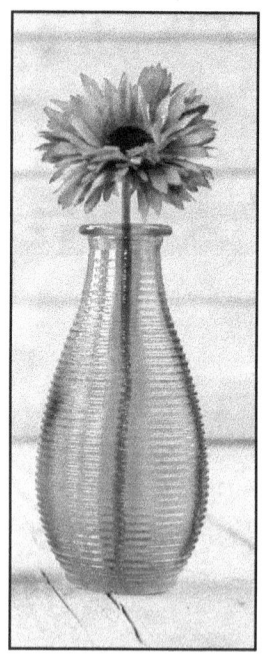

diesem herrlichen Früh-
lingstag?", fragt Helmut
und schaut seine Frau
zärtlich an. Johanna streicht
sich eine Haarlocke aus dem
Gesicht und lächelt: „Viel-
leicht machen wir heute einfach einmal einen Ausflug
zu den Wiesen am
Dorfteich. Und du, mein
Lieblingslehrer und Beina-
he-Alleswisser, erklärst mir,
welche Pflanzen da so zu
sehen sind." Johanna weiß

genau, wie sich ihr Mann freut, wenn er mit seinem Wissen über Baum und Strauch, Busch und **Blume** glänzen darf.

Am sonnigen Nachmittag wandern die beiden die zwei Kilometer durch die sanfte Hügellandschaft zum Dorfteich. Unterwegs treffen sie zufällig auf ihre Nachbarn Kurt und Paula, die mit ihrem Golden Retriever Wanda die tägliche Hunderunde machen. „Hallo, ihr Süßen", sagt Johanna lachend, „Helmut gibt mir gleich Unterricht in Botanik." Und dann fragt sie: „Wie heißt eigentlich eure Lieblings-**blume**?"

„Hm", sagt Paula und wiegt nachdenklich ihren Kopf, „die tollste **Blume**, also für mich die schönste **Blume**, ist und bleibt der Klatschmohn. Der ist so einzigartig schön rot." „Und welche Blume ist dein Liebling, Kurt?", fragt Johanna. Kurt grinst und antwortet: „Ich lade euch ein, nachher mit uns im Dorfkrug etwas zu trinken. So um siebzehn Uhr? Da sage ich dir dann, welche **Blume** ich am schönsten finde." „Gerne", sagt Johanna, „dann bis nachher."

Als Johanna und Helmut am Dorfteich ankommen, erwartet sie eine bunte Pracht. Die Wiesen um den kleinen Teich sind übersät von unzähligen Blüten, die in allen möglichen Farben leuchten. Viele von ihnen kennt Johanna vom Namen, aber sie täuscht Nichtwissen vor, um ihrem Helmut den Spaß am Erklären nicht zu verderben. Und der ist in seinem Element, seiner Frau die Welt, in diesem Fall die Pflanzenwelt, erklären zu können. „Sieh mal dort, diese gelbe **Blume**, die auf dem ersten Blick so aussieht wie Löwenzahn, das ist Kleines Habichtskraut. Oder diese rosa **Blume** mit ihrer ausgesprochen schönen fünfblättrigen Blüte hat den ausgesprochen unschönen Namen Stinkender Storchschnabel. Und da hinten die elegante Türkenbund-Lilie ist hier in unserer Gegend ganz, ganz selten." Und so doziert Helmut eine Stunde weiter und weiter. Tatsächlich erfährt Johanna dabei auch etwas Neues über Blumenkunde, vor allem aber macht sie ihren Mann glücklich. „Männer sind ja so einfach gestrickt", lächelt Johanna in sich hinein, „und das ist ja auch gut so."

Im Dorfkrug treffen Johanna und Helmut verabredungsgemäß ihre Nachbarn wieder. „Wie heißt denn nun deine Lieblings**blume**, Kurt?", fragt Johanna. „Hier", antwortet Kurt und zeigt lachend auf das Glas Pilsener, das vor ihm steht, „es ist die **Blume** auf dem Bier."

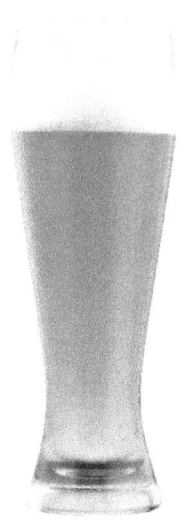

In jeder Geschichte gibt es ein bestimmtes Wort, das besonders häufig vorkommt. In dieser Geschichte ist es das Wort „Eis"

Versprochen ist versprochen

Edda sah ein wenig missmutig aus dem Fenster und grübelte. Bis heute Morgen hatte es geschneit. Und wie! Glänzend und schwer lastete eine weiße Decke auf den Ästen der Bäume, auf dem Vogelhäuschen in ihrem Garten und eigentlich sonst überall, wo man hinsah.

Auch von dem kleinen Teich hinter dem Haus, der noch vor ein paar Tagen als eine dünne, spiegelglatte **Eis**fläche wie aus dem Bilderbuch dalag, war nicht das Geringste mehr zu sehen. Dabei hatte sie den Zwillingen von nebenan versprochen, dass diese auf ihrem Teich Schlittschuhlaufen könnten, sobald das **Eis** dick genug sei, und die beiden hatten schon ganz ungeduldig gewartet. Jeden Nachmittag waren die Kinder vorbeigekommen, um sich höchstpersönlich vom Zustand der **Eis**decke zu überzeugen. Als Edda meinte, am nächsten Tag dürften sie sicher aufs **Eis**, hatte es just in der Nacht zu schneien begonnen und so schnell nicht wieder aufgehört. Das war vor vier Tagen gewesen. Unermüdlich fielen dicke Flocken vom Himmel, und so war auch Eddas kleine **Eis**laufbahn bald über und über mit Schnee bedeckt.

Aber Edda war jemand, der zu seinem Wort stand. Das war schon immer so gewesen, und daran konnte auch ein Schneefall nichts ändern, selbst wenn er in die Geschichte eingehen sollte! Also überlegte sie, wie sie den Schnee von der **Eis**fläche bekommen könnte. Edda war in den besten Jahren – also 70. Doch so fit sie auch war, so traute sie sich nicht, auf einer **Eis**fläche Schnee zu schippen. Weil sie nun die Zwillinge von ganzem Herzen mochte, hatte sie sich fest vorgenommen, ihnen nach der Schule eine märchenhafte **Eis**laufbahn präsentieren zu können. Und weil ihr Wille oft stärker war als ihre Einsicht, griff sie zur Schneeschaufel und machte sich an die Arbeit.

Der Schnee war schwer, und nachdem sie die erste kleine Fläche auf dem **Eis** freigeschaufelt hatte, erwies sich die Angelegenheit dazu noch als ganz schön rutschig. Aber nicht umsonst war Eddas Maxime: „Man muss sich nur zu helfen wissen." So ging sie hinein und suchte etwas, was sie als „Bremsmaterial" an die Schuhsohlen anbringen konnte. In der Vorratskammer stieß sie auf eine Vorratspa- ckung Stahlschwämme. „Das müsste funktio- nieren", dachte sie und befestigte mit Klebe-

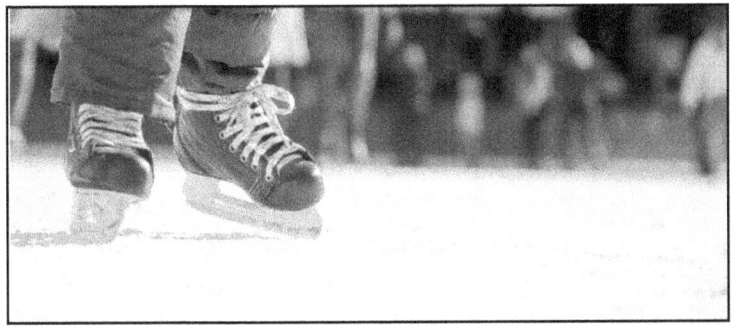

band zwei Schwämme an jedem Schuh. Der Plan ging auf – zumindest, was das Rutschen betraf. Sie schaufelte, so emsig sie konnte, und nach einiger Zeit stand ihr der Schweiß auf der Stirn. Sie unterbrach ihre Arbeit und sah sich um. Ein paar Quadratmeter hatte sie geschafft, doch längst nicht so viel, wie sie gewollt hatte. Sie spürte ihre schmerzenden Arme und fand, dass sie sich eine kurze Pause redlich verdient hätte. Im Haus streifte sie nur die Schwamm-Schuhe von den Füßen, zog noch nicht einmal mehr ihren Mantel aus und setzte sich aufs Sofa. Nur kurz ausruhen …

Die Klingel riss sie absolut unbarmherzig aus dem Schlaf. Edda schreckte hoch und brauchte einen Moment, um sich zu sammeln. Wieso hatte sie ihren Mantel an? War es wirklich schon drei Uhr am Nachmittag? Als die Klingel das zweite Mal ertönte, war sie wieder im Bilde. Ach, die Nachbarskinder! Sicher würden sie enttäuscht sein. Wie hatte sie nur so lange schlafen können? Es läutete ein drittes Mal. „Ja, ich komme ja schon", rief sie und ging erschöpft zur Tür. Als sie diese öffnete, traute sie ihren Augen kaum: Vor ihr standen

die Zwillinge zusammen mit ihren Freunden –
zehn Kinder, alle ausgerüstet mit kleinen
Schneeschaufeln. Im Hintergrund die Mutter
der Zwillinge, einen Butterkuchen in der einen
Hand, eine Kanne Glühwein in der anderen.
„Die Kinder dachten, jetzt, wo der Schnee
endlich aufgehört hat, könnten sie sich ihre
Eislaufbahn freischaufeln, und ich dachte, wir
zwei machen es uns währenddessen gemütlich", sagte sie lächelnd. Einer der Zwillinge
blickte auf die Schuhe im Flur. „Was hast du
mit deinen Schuhen gemacht?" „Ach, das ist
nur eine Erfindung von mir", antwortete Edda,
und sagte zur Mutter gewandt: „Kommen Sie
rein." Der Nachmittag wurde wunderbar und
Edda dachte: „Lieber Nachbarn wie aus dem
Bilderbuch als eine **Eis**bahn wie aus dem
Bilderbuch."

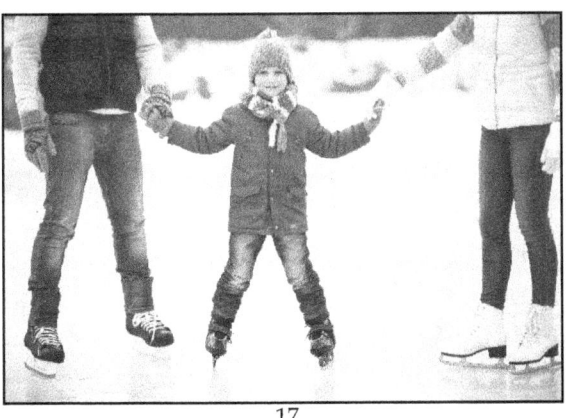

In jeder Geschichte gibt es ein bestimmtes Wort, das besonders häufig vorkommt. In dieser Geschichte ist es das Wort „Herbstblätter"

Besuch in Müllers Garten

Isodor, der kleine Igel, huscht raschelnd durch die **Herbstblätter** im Kleingarten der Familie Müller. Er hofft noch, die ein oder andere Stachelbeere zu finden, weil ihm die so besonders gut schmecken. Tatsächlich liegen unter einem Strauch, inmitten von **Herbstblättern**, noch ganz viele von den leckeren Stachelbeeren und laden den kleinen Igel dazu ein, eine kurze Mittagspause einzulegen. Er ist eigentlich auf der Suche nach einem schönen Winterquartier, aber in Müllers Kleingarten hat er tatsächlich gerade so eine Luxuswinterwohnung gefunden. Denn im Garten der Müllers befindet sich noch ein großer Blätterhaufen. Denn Herr Müller hat viele **Herbstblätter** zusammengeharkt, und diese warten nur auf einen lieben, kleinen Bewohner. Aber erst einmal muss der kleine Igel noch die restlichen essbaren Früchte unter dem Stachelbeerstrauch suchen und sich einen kugelrunden Igelbauch anfressen, weil er ja während des Winterschlafes nichts mehr isst.

Und außerdem muss der kleine Igel sich auch noch merken, wo sich der große Haufen mit den **Herbstblättern** befindet, und darauf hoffen, dass die Familie Müller diesen auch wirklich über den Winter liegen lässt. Plötzlich wird es unruhig im Garten der Familie Müller. Die Eltern von Anika und Karsten sind zusammen mit ihren Kindern gekommen, um das restliche Unkraut in den Kompost und die **Herbstblätter** zur Mülldeponie zu bringen. Plötzlich ruft Anika ganz laut: „Mutti, Vati, wir dürfen die **Herbstblätter** nicht wegschaffen, hier ist ein kleiner Igel, und wo soll der dann den ganzen Winter über wohnen?" Der kleine Igel ist kurz erschrocken, aber denkt sofort wieder ans Futtern, denn er muss sich ja noch ordentlich Fett anfressen, damit er den Winter gut überlebt. Anika beobachtet ihn dabei und legt ihm kurze Zeit später noch einige leckere Stachelbeeren direkt vor die Nase, und siehe da, nachdem er etwas daran ge-schnüffelt hat, sind diese auch gleich verspeist. Daraufhin sagt Anika zu ihrer Mutti: „Wollen wir ihn Isodor nennen?" Die Mutter nickt zustimmend, und der Vater und der Bruder ebenfalls. Es fallen immer mehr **Herbstblätter** auf den Boden, und die Familie harkt alle **Herbstblätter** so zusammen, dass der Haufen immer größer wird. Natürlich bringen sie die **Herbstblätter** ab sofort auch nicht mehr zur Grasschnitt-sammelstelle, sondern erst wieder im Frühjahr, wenn der kleine Igel Isodor ausgeschlafen ist und unter den **Herbstblättern** hervorkommt. „Bis dahin dauert es aber noch ganz schön lange", sagt Karsten, der Bruder von Anika. Doch Frau Müller schimpft etwas und sagt: „Warum darf ich nicht den ganzen Winter schlafen?" „Weil du für uns Essen machen und unsere schmutzigen Sachen waschen musst", antwortet Anika, „der kleine Igel hat ja keine Sachen und Kinder hat er auch nicht, deswe-gen kann er einfach den ganzen Winter unter den **Herbstblättern** schlafen." Darauf mischt sich Papa Müller ein und sagt zu seiner Frau: „Möchtest du etwa hier im Garten, unter den **Herbstblättern**, mit den ganzen Nacktschne-cken, die du gar nicht magst, und den Spinnen, die es auch noch gibt, schlafen? Du schreist doch schon, wenn sich mal eine in unsere Wohnung verirrt hat." Familie Müller lacht, harkt noch die letzten **Herbstblätter** zusammen, damit es der kleine Igel schön warm hat, und freut sich auf den Frühling.

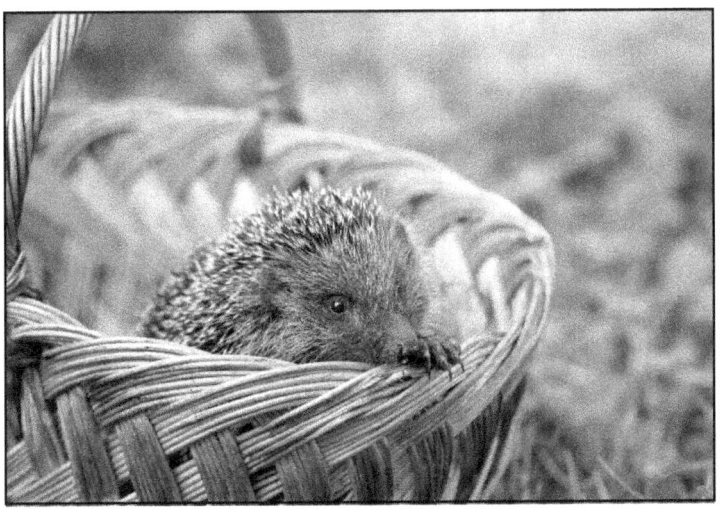

In jeder Geschichte gibt es ein bestimmtes Wort, das besonders häufig vorkommt. In dieser Geschichte ist es das Wort „Urlaub"

Unser toller Ausflug an die Ostsee!

Nach langer Zeit traf sich die ganze Familie wieder zu einem kurzen **Urlaub** am Meer.

Sie hatte sich über ein Wochenende eine Ferienwohnung für einen Kurz**urlaub** fast direkt am Strand gemietet und würde zwei herrliche Sommertage genießen.

Als die Familie am ersten Tag die Ostsee erreichte, waren sie natürlich schwer zu halten und eilten direkt in Richtung Wasser. Das war aber auch verständlich, denn es war schließlich ein bildschöner, aber sehr heißer Sommertag.

So mitten im Sommer machten aber auch viele andere Leute **Urlaub**. Besonders Kinder plantschten zahlreich in Ufernähe, und einige bessere Schwimmer kraulten und ruderten etwas weiter draußen. In der Ferne konnte man sogar einige Ruderboote und Schiffe erkennen, die von Zeit zu Zeit vor dem Horizont auftauchten.

Das Wasser war durch die knallheiße Sonne gut aufgewärmt, und allgemein herrschte das perfekte **Urlaub**swetter.

Es war fast windstill, sodass kaum größere Wellen zu sehen waren und man das Wasser auch gut betreten konnte, wenn man kein Freund einer wilderen See war.

Nachdem sich alle in der Ostsee ausgetobt hatten, ruhte man sich am Ufer, auf Handtüchern im Sand aus und genoss den schönen Anblick, den der Strand bot.

Das Gefühl von Freiheit, welches nur ein erholsamer Sommer**urlaub** bieten konnte war, unbeschreiblich.

Als einige Zeit vergangen war, und die Sonne schon langsam begann, sich über dem Meer zu senken, zogen sich alle an und gingen zu ihrer Ferienwohnung.

Es war eine schöne, kleine und rustikale Behausung, die einen wunderbaren Blick auf die Dünen bot.

Genau das Richtige, um den kleinen **Urlaub** zu verbringen!

Die Fahrt zur Ostsee und der anschließende Strandgang hatten die Familie hungrig gemacht, und so ging sie am Abend entlang der Promenade, um nach einem netten Restaurant zu suchen.

Sie fanden ein kleines Fischrestaurant, in dem auch viele andere **Urlaub**er saßen und zusammen mit ihren Familien in Richtung des Meeres blicken, wo nun fast die Sonne untergegangen war.

Ein Mann, der hier öfter **Urlaub** machte, erzählte ihnen davon, dass in letzter Zeit viele Touristen ihren Müll am Strand liegen ließen.

Er machte sich Sorgen, dass es hier in Zukunft nicht mehr so schön bliebe, wie es immer gewesen war.

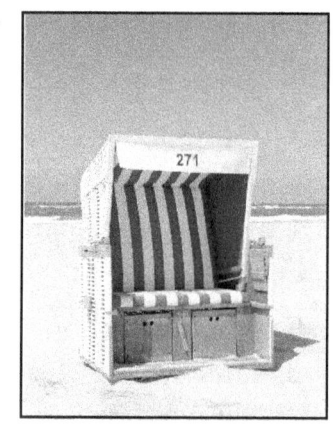

Die Familie versicherten ihm, dass sie vorsichtig mit der Ostsee umgingen und hofften, dass sich andere **Urlaub**er ebenso an die Regeln hielten.

Als sich alle reichlich satt gegessen hatten, schlenderten sie zu ihrer Wohnung zurück, und der Tag nahm langsam ein Ende.

Sie spielten noch zusammen einige Gesellschaftsspiele, ehe alle müde wurden und schlafen gingen.

Gemeinsam freute sich die Familie auf den zweiten Tag ihres Mini-Sommer-**Urlaub**s.

In jeder Geschichte gibt es ein bestimmtes Wort, das besonders häufig vorkommt. In dieser Geschichte ist es das Wort „Sturm"

Der Sturm

Der Himmel strahlte in einem dunklen Blau. Hie und da wogten seichte Wolken wie riesige Wattetupfer im lauen Wind. Vögel kreisten vergnügt ihre Flugbahnen durch die freiheitlichen Lüfte. Baumwipfel schaukelten im Wind. Von **Sturm** konnte keine Rede sein. Die Bäume verloren langsam aber sicher ihre Blätter, und ihre Blätterpracht wich einem kahlen Geäst. Der Boden war übersät mit Laubblättern in den prächtigsten Farben. Die Sonne schien, Vögel zwitscherten, und der einkehrende Herbst ließ die Landschaft in ihrer buntesten Farbenpracht erblühen. Die Luft roch klar und nach Übergang, als ob sich ein **Sturm** anbahnte.

Ein älteres Ehepaar, das mindestens acht Dekaden Lebenserfahrung besaß, ging an diesem Herbstnachmittag in einem Wald abseits vom Großstadtgetümmel spazieren. Die Stadtgeräusche verstummten wie ein abklingender **Sturm** und gingen in der natürlichen Geräuschkulisse des Waldes unter. Das Ehepaar, das war ein älterer Herr schlanker Statur, gekleidet in einen vornehmen Ausgehanzug. Er hatte einen Spazierstock dabei. Seine vollen grauen Haare wurden von einem braunen Hut bedeckt. Seine Ehefrau, eine Dame fortgeschrittenen Alters, spazierte eingehakt an seiner Seite. Trug der Herr einen Mantel, so hatte die Dame eine Jacke an, die auch gegen **Sturm** schützte. Ihre langen, grauen Haare waren zu einem Zopf geflochten, sie war etwas rundlich und kam noch flotten Schrittes voran. Stets nahm sie Rücksicht auf ihren Mann mit seinem Stock.

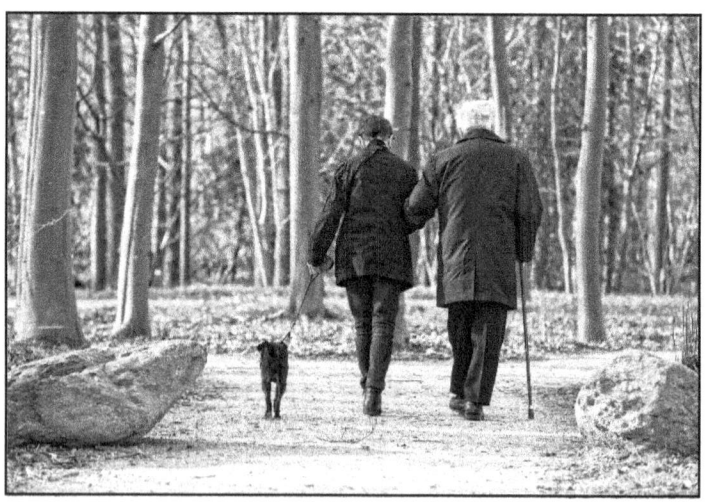

Plötzlich braute sich etwas zusammen. Dunkle Wolken verbargen das Gesicht der Sonne. Ein eisiger Wind pfiff, Vögel verstummten, und das Geäst der Bäume knarrte. Ein **Sturm** kam auf.

„Sieht so aus, als würde sich ein **Sturm** anbahnen, wir sollten schnell einen Unterschlupf finden", sagte die ältere Dame besorgt.

„Ja, das machen wir, und dort harren wir dann aus, bis sich der **Sturm** gelegt hat", stimmte ihr Ehemann zu.

Der pfeifende Wind, der in ein ohrenbetäubendes Toben überging, wurde inzwischen von Blitz und Donner begleitet. Das Ehepaar erblickte eine etwas heruntergekommene, in die Jahre gekommene Holzhütte, deren Fenster noch intakt schienen. Sie klopften laut und riefen mehrmals „Hallo", doch nichts regte sich. Entschlossen öffnete die alte Dame die Tür, die sich mit einem Knarren öffnete. Sie waren in Sicherheit. Nun konnte sich der **Sturm** austoben.

Der morsche Holzgeruch weckte Erinnerungen in dem alten Ehepaar. Sogar Decken und einen Kamin gab es noch. Die alte Dame bekundete ihrem Mann, dass sie doch besser zu Hause geblieben wären.

Ihr Mann antwortete mit zwei lateinischen Zitaten: „Wo es einem gut geht, da ist Heimat. Ich zähle nur die heiteren Stunden."

Sie machten Feuer, kuschelten sich in der Decke ein und wärmten sich gegenseitig. Während der **Sturm** wütete, schwelgten sie in ihren Erinnerungen. In schwierigen Zeiten geboren, erinnerten sie sich gern mit einem warmen Lächeln zurück, wie sie sich lange nach dem **Sturm**, in dem die Welt einst in Feuer lag, kennenlernten. Damals wütete auch ein **Sturm**, als sie auf einem Kennenlernspaziergang in ihrer aufregenden **Sturm**-und-Drang-Zeit waren. Der ältere Herr gab seiner Frau einen sanften Kuss auf den Mund, und Liebe flammte erneut auf. Sie fragte ihn, ob er, wenn er die Chance hätte, noch einmal von vorne anzufangen, irgendetwas anders gemacht hätte. Er sagte, dass er nichts bereue und alles noch einmal so machen würde, mit dem Unterschied, dass er im Nachhinein nicht so viele Jahre mit einem Heiratsantrag gewartet hätte. Sie schmunzelte. So schliefen sie wohlig ein, und das Feuer strahlte

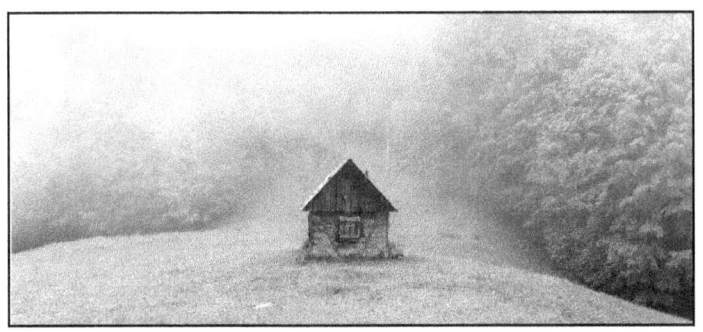

brutzelige Geborgenheit aus. Draußen heulte der **Sturm**.

Der **Sturm** hatte sich gelegt, und der Morgen graute bereits. Mit einem Lächeln im Gesicht verließen sie die Hütte und begrüßten das Leben. Die alte Dame fragte ihren Mann, wo er denn seinen Stock gelassen habe. Er antwortete leise und bedacht: „Den Stock habe ich in der Hütte gelassen, ich brauche ihn nicht mehr." Als sie sich im Licht der ersten Sonnenstrahlen auf den Weg nach Hause machten, blickten sie in den strahlend blauen Himmel und wussten, es war die Ruhe vor dem **Sturm**.

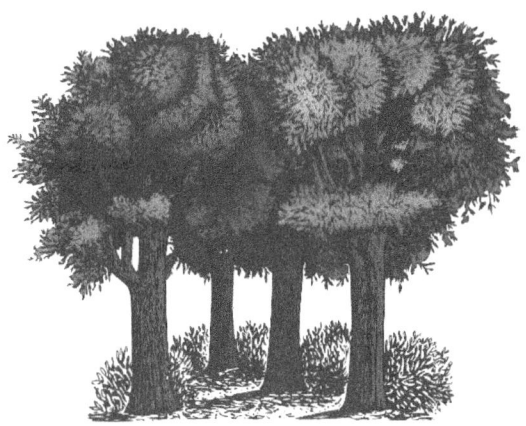

In jeder Geschichte gibt es ein bestimmtes Wort, das besonders häufig vorkommt. In dieser Geschichte ist es das Wort „Tee"

Besonders guter Tee

Draußen fallen feine Schneeflocken vom Himmel herab. Die Sonne ist schon untergegangen, und es ist bitterkalt. Drinnen aber sitzen Frau und Herr Schneider mit ihrer Enkelin Emma im Wohnzimmer am Tisch und spielen Karten. Im Kamin prasselt ein Feuer. Es ist warm und gemütlich.

Plötzlich steht Emma auf und quengelt: „Oma, ich habe Durst! Machst du mir einen **Tee**?"

Herr Schneider, der gerade eine Karte auf den Stapel in der Mitte des Tisches legen will, hält in der Bewegung inne. „Emma, lass uns das Spiel zu Ende spielen", bittet er das Mädchen. „Nicht, dass ich dir in die Karten spicke!"

Mit großen Augen sieht Emma ihren Großvater an. Frau Schneider ist ebenfalls empört. „Leopold, geschummelt wird nicht! Außerdem habe ich auch Lust auf einen **Tee**."

Gemeinsam gehen Frau Schneider und Emma in die Küche. „Weißt 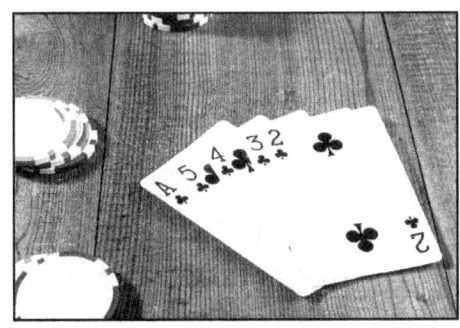 du denn, wie man **Tee** kocht?", fragt die Großmutter ihre Enkelin.

„Klar!", nickt Emma eifrig, „Der Wasserkocher kocht Wasser, man hängt einen **Tee**beutel in die Tasse und kippt das Wasser darüber!"

Frau Schneider lacht ihr gutmütiges Lachen und streicht Emma eine der braunen Strähnen aus dem Gesicht. „Möchtest du lernen, wie man **Tee** aus losem **Tee** zubereitet?"

„Loser **Tee**?", wiederholt Emma verwirrt, „was ist das?"

Frau Schneider runzelt die Stirn. Sie öffnet einen der Küchenschränke und holt eine Dose heraus. Vorsichtig öffnet sie den Deckel und zeigt Emma den Inhalt. „Riech mal", fordert sie ihre Enkelin auf.

„Oh, das riecht aber gut!" Emma klatscht begeistert in die Hände. „Fast wie der **Tee**, den wir zu Hause haben. Nur … intensiver!"

Frau Schneider lacht und nickt. „Komm, wir kochen den **Tee** gemeinsam. Wenn du das nächste Mal da bist, kannst du uns zeigen, wie du deinen **Tee** kochst."

Gemeinsam befüllen Frau Schneider und Emma den Wasserkocher. Während das Wasser kocht, reicht Frau Schneider Emma ein seltsames kleines Säckchen. Ratlos betrachtet Emma es. „Was ist das?", fragt sie.

„Das ist ein Filter", erklärt Frau Schneider, „in den füllen wir jetzt den **Tee** ein. Hier – drei Teelöffel sollten genügen."

Als der Wasserkocher pfeift, gießt Frau

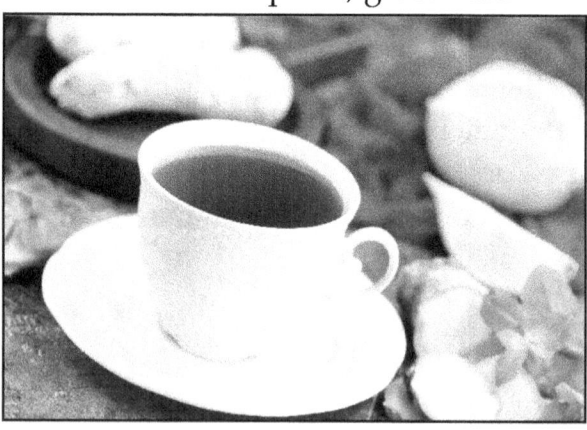

Schneider das Wasser in die **Tee**kanne. Emma hängt den Filter hinein. Zusammen tragen sie die Kanne und drei Tassen ins Wohnzimmer. Herr Schneider legt gerade neues Holz aufs Feuer. Die Karten auf dem Tisch liegen noch so, wie Emma und Frau Schneider sie verlassen haben.

„Wer von euch hat den **Tee** gekocht?", will er wissen.

„Wir haben ihn gemeinsam gekocht!", berichtet Emma stolz, „Oma hat mir gezeigt, wie sie **Tee** kocht."

„Oma Minna macht den besten **Tee** von allen", antwortet Herr Schneider und zwinkert seiner Enkelin zu, „bestimmt schmeckt er dank deiner Hilfe ganz besonders gut."

Die drei setzen sich wieder an den Tisch und nehmen ihre Karten in die Hand. „Wenn das Spiel vorbei ist, ist der **Tee** fertig", erklärt Frau Schneider. Emma nickt eifrig. Allerdings kann sie sich vor lauter Vorfreude nicht mehr richtig konzentrieren. Sie verliert das Spiel – doch statt enttäuscht zu sein, wirft sie die Hände in die Luft und lacht: „Jetzt können wir endlich **Tee** trinken!"

In jeder Geschichte gibt es ein bestimmtes Wort, das besonders häufig vorkommt. In dieser Geschichte ist es das Wort „MoinMoin"

Gestern, heute, morgen keine Sorgen

Wie jeden Sommer waren Opa und Oma Klümpken mit dem Campingwagen an den See gefahren. „Das ist unser Urlaub", hatten sie ihren Verwandten bei der Abreise gesagt, „endlich einmal in aller Ruhe ausspannen". Das Wetter war herrlich, und Oma Klümpken sang ein kleines Lied: „Gestern, heute, morgen. Wir haben keine Sorgen".

Opa Klümpken nickte, als er dieses Lied hörte. Auf der Pfanne brutzelten gerade die Bratkartoffeln, und Opa Klümpken sang mit, als er seine Frau hörte. „Gestern, heute, morgen", murmelte er leise.

„Moin, moin", rief auf einmal der Camper neben ihnen. „Das riecht ja sehr lecker bei euch. Ihr braucht bestimmt jemanden zum Schnacken." Ohne auf eine Antwort zu warten, setzte sich dieser Urlauber ungeniert zu seinen Nachbarn. „Ich heiße Hartmut und komme übrigens aus Hamburg."

Oma und Opa Klümpken schauten sich ärgerlich an. „Das haben wir uns fast gedacht", sagte der Opa, „aber es ist doch schon längst Abend. Wer sagt denn dann noch ‚**Moin, moin**'?" „Das machen wir dort alle so. Bei jedem Gruß sagen wir immer ‚**Moin, moin**'. Ob morgens oder abends. Ihr wisst ja: In Hamburg sind die Nächte lang."

„Wenn das so ist, dann müsstest ihr doch immer ‚Nacht, Nacht' sagen?", meinte Oma Klümpken, aber Hartmut lachte verschmitzt. „Ganz und gar nicht. Wir sehen uns doch erst nach den Nächten wieder." Dann fasste er Oma und Opa Klümpken unter den Arm, schunkelte mit ihnen und sang: „Auf der Reeperbahn nachts um halb eins."

Sein Blick fiel auf die Bratkartoffeln. „**Moin, moin,** ihr leckeren Kerlchen", rief er ihnen zu.

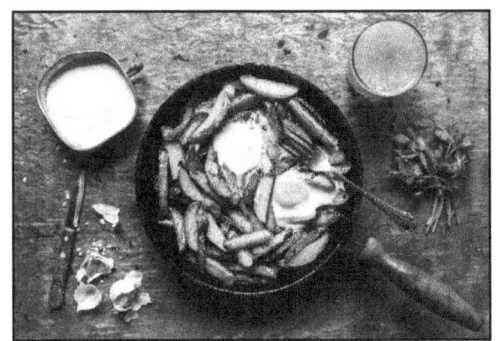

„Ihr wollt bestimmt nicht einsam bleiben." Dann schaufelte er sich eine Portion auf den Teller. „Sogar die Kartoffeln verstehen uns Hamburger", erklärte er frech.

Es dauerte aber noch Stunden, bis der nervige Gast endlich ging. Opa und Oma Klümpken waren erleichtert, aber kurz nach dem Aufstehen am nächsten Morgen hörten sie wieder dieses „**Moin, moin**" von Hartmut, der sich danach erkundigte, was es zum Frühstück gäbe. Die beiden schauten sich erstaunt an.

„,**Moin, moin**' bedeutet natürlich auch ‚Guten Morgen'", erklärte ihnen ihr Nachbar, „weil es alles bedeuten kann. Und natürlich auch, dass man gemeinsam frühstückt. Also noch einmal: ‚**Moin, moin**'". Das hatte er sich zwar nur ausgedacht, aber die Klümpkens gingen darauf ein. Schon wieder saß Hartmut bei ihnen.

Opa Klümpken wollte es nicht länger ertragen. Ihm musste irgendetwas einfallen. Als der nächste Morgen kam, stand Hartmut natürlich wieder mit seinem „**Moin, moin**" vor der Tür des Campingwagens. „Wie geht es euch denn, ihr beiden?", fragte er und wollte sich schon an den Campingtisch setzen.

„**Moin,
moin**,
Hartmut",
antworte
Opa
Klümpken.
„Du musst
deinen
Camping-
platz heute

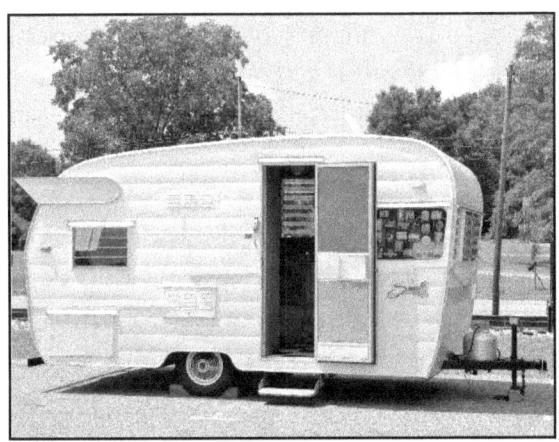

verlassen". Hartmut war entsetzt. „Wir haben
ihn nämlich gemietet", erklärte der Opa, „das
war gestern morgen".

Hartmut konnte es kaum glauben. „Gestern
morgen", das hörte sich so merkwürdig an,
aber so ein „gestern morgen" gab es tatsächlich. Hartmut kannte nur „**Moin, moin**". Doch
die Klümpkens waren froh, dass es auch
„gestern morgen" gab.

„Gestern, heute, morgen", summte Oma
Klümpken an diesem Abend. Opa Klümpken
summte mit. „Und übermorgen auch keine
Sorgen", sang er.

In jeder Geschichte gibt es ein bestimmtes Wort, das besonders häufig vorkommt. In dieser Geschichte ist es das Wort „Schneeball"

Herr Meiers Winter

Ein dumpfer Laut riss Herrn Meier aus dem Mittagsschlaf. Verwundert rieb er sich die Augen und blickte sich im Zimmer um. War etwas heruntergefallen? Nein, alles schien noch an seinem Platz zu sein. Da, wieder dieses Geräusch. Herr Meier blickte zu dem

großen Fenster, das zur Straße hinausführte, und entdeckte auf der Scheibe zwei Flecken aus Schnee, Eis und etwas Erde. Im gleichen Augenblick flog schon der nächste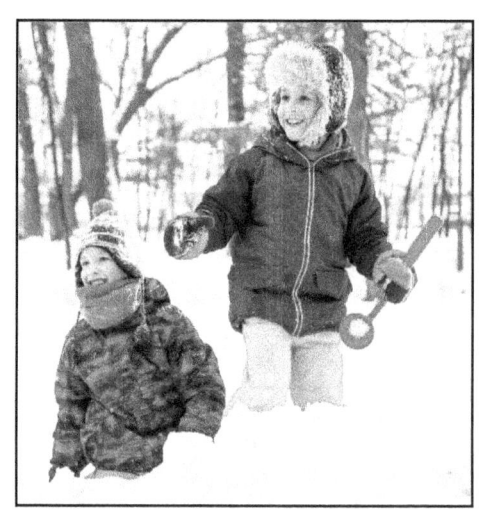
Schneeball an das Fenster. „Diese Kinder!", dachte er zornig.

Zum ersten Mal seit vielen Jahren lag der Schnee wieder meterhoch auf den Straßen und in den Gärten. Herr Meier trat näher an das Fenster, das nun so furchtbar dreckig war, und versuchte, die Kinder zu entdecken. Sie standen auf der anderen Straßenseite. Es waren drei Buben und zwei Mädchen, die er alle aus der Nachbarschaft kannte. Jedes der Kinder formte gerade einen neuen **Schneeball**. Herr Meier gefiel das gar nicht. Er dachte an all seine Fenster und Türen. Wieder zischte ein **Schneeball** durch die Luft, doch bevor er die Scheibe treffen konnte, klatschte er auf den Boden. Herr Meier lächelte. Bei ihm flog so ein **Schneeball** viel weiter. Er erinnerte sich noch gut an die Winter seiner Kindheit mit all den munteren **Schneeball**schlachten und wilden Schlittenfahrten. Nun spürte Herr Meier keinen Zorn mehr. Er stellte sich vor, selbst einen **Schneeball** in der rechten Hand zu halten und ihn ganz weit zu werfen, mindestens bis zum Haus von Frau Hansen. In seiner Fantasie war es natürlich kein kleiner **Schneeball**, sondern eine richtig große, feste Kugel von beeindruckender Schönheit. Da kam ihm eine Idee.

Spät am Abend, die Kinder waren längst zu Hause in ihren Betten, zog sich Herr Meier seinen Wintermantel über und verließ das Haus. Klirrende Kälte und eine erstaunliche Ruhe empfingen ihn. Es war dunkel, doch ihm reichte das Licht der Laternen an seinem Haus. Zufrieden nahm Herr Meier einen tiefen Atemzug und genoss die kalte, klare Luft. Unter seinen Schuhen knirschte der Schnee. Alles war so friedlich, da machte ihm das leichte Zittern seines Körpers gar nichts aus. Herr Meier beugte sich herab und griff mit seinen Handschuhen in den Schnee. Langsam begann er, einen **Schneeball** zu formen. Es fühlte sich wunderbar und sehr vertraut an. Nach einigen Minuten ließ Herr Meier den **Schneeball** sanft auf den Boden fallen und streckte sich ein wenig. Er war eben nicht mehr der Jüngste. Dann beugte er sich wieder hinab und rollte seinen kleinen **Schneeball** einige Zentimeter vorwärts. Beeindruckend, wie schnell die weiße Kugel wuchs. Herr Meier rollte sie weiter und weiter über den Boden. Bald spürte er die Kälte nicht mehr, während der **Schneeball** immer größer und schwerer wurde.

Am nächsten Tag flog kein einziger **Schnee-ball** an die Fenster von Herrn Meier. Dafür klingelte es sehr oft an seiner Tür. Alle seine Nachbarn wollten wissen, woher der riesige **Schneeball** vor seinem Haus kam. Besonders die Kinder waren beeindruckt. Herr Meier versprach, ihnen dabei zu helfen, den größten Schneemann der Welt zu bauen.

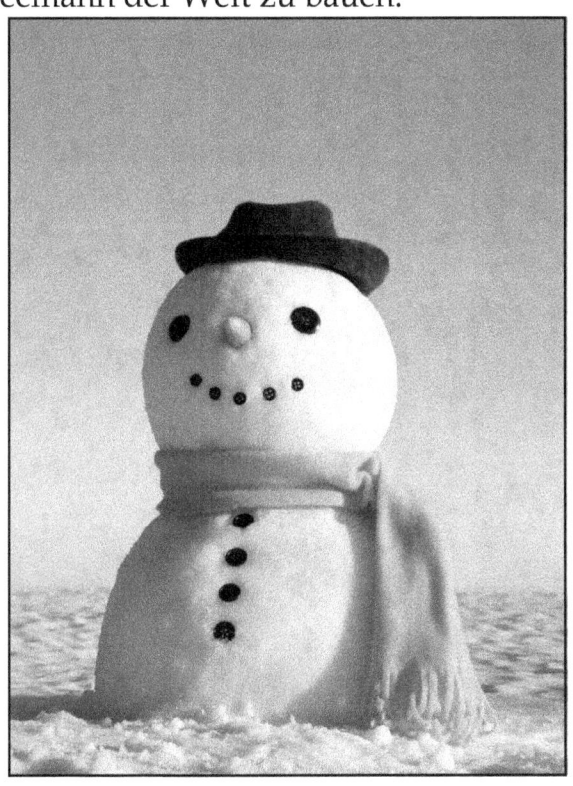

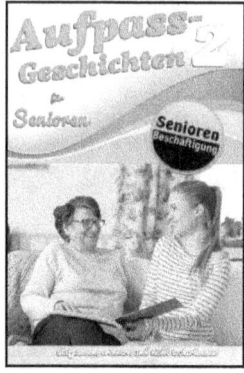
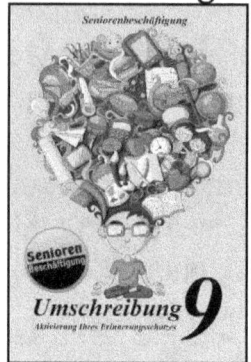
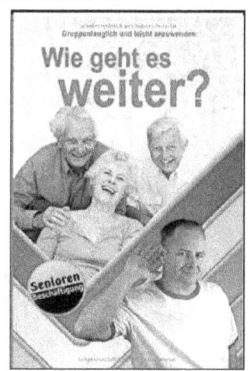
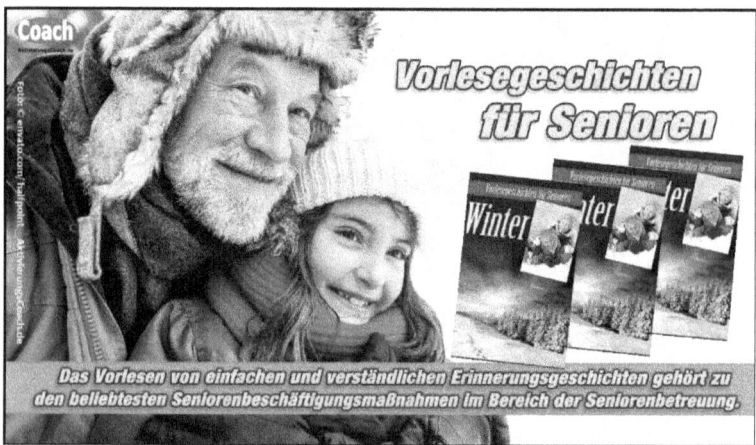
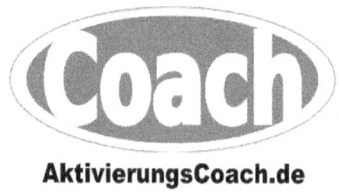

Quellenangabe:

Liste der Mitwirkenden Autoren: Autor von „Der zaubernde Papierdrache" Textstrahl / Pseudonym, Autor von „Die Bierschaum-Blume" Tesch / Pseudonym, Autor von „Versprochen ist versprochen" Isabel Nieber/ Pseudonym, Autor von „Besuch in Müllers Garten" Minni /Pseudonym, Autor von „Unser toller Ausflug an die Ostsee!" LennardS/ Pseudonym, Autor von „Der Sturm " Jack7997 / Pseudonym, Autor „Klappentext, Einleitung & Grund-Idee " Denis Geier, Autor von „Besonders guter Tee" Magdalena F./ Pseudonym, Autor von „Gestern, heute, morgen keine Sorgen" Nicolas (A-171491)/ Pseudonym, Autor von „Herr Meiers Winter" MIH/ Pseudonym.

Bilder/Fotos:

Frontdeckel des Buches (Buchcover) Foto „Group Of Seniors": monkeybusiness © envato.com, Frontdeckel des Buches (Buchcover) Foto „Coach": Geier © aktivierungscoach.de, Frontdeckel des Buches (Buchcover) „Hintergrund Abstrakt" Foto: Igor Dudas © Can Stock Photo, Rückdeckel des Buches (Buchcover) Foto: bialasiewicz© envato.com, Foto Seite 1:stokkete © envato.com, Foto Seite 5:geier © aktivierungscoach.de, Foto Seite 7: halfpoint © Can Stock Photo, Foto Seite 9: Pressmaster © envato.com, Foto Seite 10: serbogachuk© envato.com, Foto Seite 13: photobalance © envato.com, Foto Seite 15: mblach © envato.com, Foto Seite 17:Pressmaster © envato.com, Foto Seite 19: cynoclub© envato.com, Foto Seite 21: Nataljusja © envato.com, Foto Seite 24: casc © Pixabay.com, Foto Seite 26: Mabel Amber © Pixabay.com, Foto Seite 29: ivankmit © envato.com, Zeichnung / Illustration Seite 29:OpenClipart-Vectors © Pixabay.com, Foto Seite 31:orcearo © envato.com, Foto Seite 32: tycoon101 © envato.com, Foto Seite 35: serbogachuk © envato.com, Foto Seite 37: Paul Brennan© Pixabay.com, Foto Seite 38: Nadianb © envato.com, Foto Seite 41: ivankmit© envato.com.

Sehr geehrte Leserinnen und Leser,

stetig sind wir bemüht, Ihnen interessante und spannende Buchprojekte zu präsentieren. Dabei versuchen wir auch, Ihnen möglichst professionelle und unterhaltsame Texte anzubieten. Alle diese Texte werden mit großer Liebe und Hingabe erstellt und anschließend von einem professionellen Korrektor geprüft. Dennoch kann es vorkommen, dass sich der ein oder andere kleine Fehler trotz aller Sorgfalt eingeschlichen hat. Sollte das der Fall sein, bitten wir, dies zu entschuldigen. Über eine kurze Info- bzw. Fehler-E-Mail würden wir uns freuen, sodass wir diesen Fehler zeitnah entfernen können.

Wir wünschen Ihnen weiter viel Vergnügen mit unseren Büchern und verbleiben mit freundlichen Grüßen

Denis Geier
Projektleiter

Bibliografische Information
der Deutschen Nationalbibliothek:

Die Deutsche Nationalbibliothek verzeichnet diese
Publikation in der Deutschen Nationalbibliografie;
detaillierte bibliografische Daten sind im Internet über
http://dnb.dnb.de abrufbar.